DES MALADIES

DU

SINUS MAXILLAIRE.

THÈSE

PRÉSENTÉE

AU CONCOURS POUR UNE CHAIRE DE CLINIQUE CHIRURGICALE
VACANTE A LA FACULTÉ DE MÉDECINE DE PARIS,

Par M. GIRALDÈS,

Professeur agrégé de la Faculté de médecine, Chirurgien des hôpitaux, Membre de la Société philomatique et de la Société de chirurgie de Paris, etc.

PARIS,

IMPRIMERIE DE L. MARTINET,

RUE MIGNON, 2.

1851

106

Td 10.

DES MALADIES

DU

SINUS MAXILLAIRE.

THÈSE

PRÉSENTÉE

AU CONCOURS POUR UNE CHAIRE DE CLINIQUE CHIRURGICALE
VACANTE A LA FACULTÉ DE MÉDECINE DE PARIS,

Par M. GIRALDÈS,

Professeur agrégé de la Faculté de médecine, Chirurgien des hôpitaux, Membre de la Société philomatique et de la Société de chirurgie de Paris, etc.

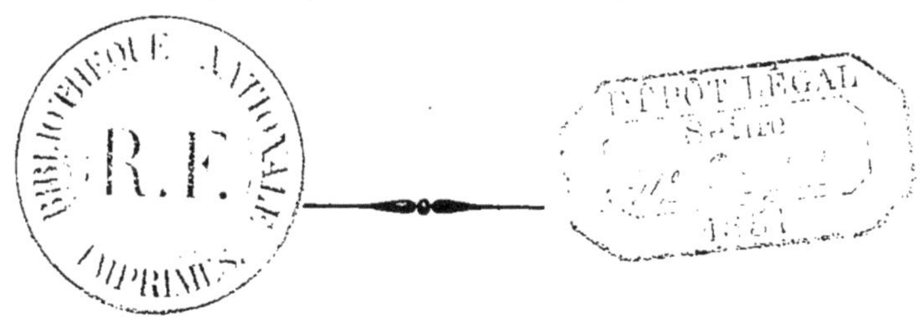

PARIS,

IMPRIMERIE DE L. MARTINET,

RUE MIGNON, 2.

1851

DES MALADIES

DU

SINUS MAXILLAIRE.

CHAPITRE PREMIER.

CONSIDÉRATIONS ANATOMIQUES.

Les os maxillaires supérieurs constituent la partie principale du squelette de la face ; leur forme, leur volume contribuent à donner à la physionomie les traits divers qui caractérisent les différents peuples, et impriment à la physionomie des individus ces variétés nombreuses qu'on rencontre dans la même famille à différentes époques de la vie, chez l'enfant, à l'âge adulte et chez le vieillard. Ces modifications qu'on observe aux différentes époques, proviennent surtout des transformations par lesquelles passe l'os maxillaire supérieur avant d'arriver à son entier développement. A la naissance et dans les premiers temps de la vie, le maxillaire supérieur est à peine développé, mais il renferme des organes importants qui, en se développant, lui donnent une forme nouvelle ; il est constitué surtout par un tissu spongieux dont les mailles seront refoulées plus tard pour loger un appendice, une poche muqueuse, dépendance de la membrane de Schneider, qui tapissera les parois d'une grande cavité, le sinus maxillaire. Il y a donc une différence très grande entre le sinus maxillaire supérieur de l'enfant et celui de l'adulte; cette différence, indépendamment d'autres particularités, consiste dans la présence d'une cavité, d'un sinus qui sert à augmenter le volume de l'os sans augmenter son poids, sinus connu encore sous le nom d'antre d'Highmor.

Nous allons examiner rapidement et principalement au point de vue chirurgical le sinus maxillaire; cette cavité n'a pas été, comme on pourrait le croire, découverte par l'anatomiste dont elle porte le nom; d'autres avant lui en avaient fait mention, Highmor (1) a le mérite de l'avoir mieux décrite et surtout d'avoir mieux fait comprendre ses rapports avec les racines des dents molaires. C'est surtout depuis qu'il en a donné la description, rendue plus évidente au moyen d'une figure grossière mais exacte, qu'on a mieux apprécié l'importance chirurgicale de ce point d'anatomie; et c'est aussi depuis lors seulement qu'on a connu les différentes maladies qui ont pour siége l'antre d'Highmor.

Les sinus maxillaires occupent presque la totalité de l'os maxillaire supérieur, ils sont creusés dans cette partie du maxillaire qui est indépendante des os incisifs; ils constituent une grande cavité ayant la forme d'une pyramide quadrangulaire dont la base correspond aux fosses nasales et dont les angles et les arêtes sont arrondis et correspondent à des points de l'os maxillaire qu'il

(1) Highmor, *Corporis humani disc. anatomica Hagæ*, 1651, pag. 226 tab. XVI.

importe d'indiquer. La face supérieure correspond au plancher de l'orbite, et l'antérieure à ce point du maxillaire connu sous le nom de fosse canine; dans ce point, la faiblesse de la paroi permet de pénétrer facilement dans le sinus. La face externe regarde un peu en arrière. Le bord inférieur, arrondi, est en rapport direct avec les racines des quatre molaires, qui pénètrent quelquefois dans la cavité du sinus, et n'en sont séparées que par une lamelle mince, poreuse, qu'on peut facilement percer pour entrer dans la cavité. L'angle antérieur et interne se prolonge quelquefois dans la base de l'apophyse montante; l'angle externe correspond à l'apophyse malaire et y pénètre aussi quelquefois.

La dimension de cette cavité varie suivant les individus et surtout suivant l'âge; quelquefois ses parois sont déprimées, réfoulées en dedans, et alors son calibre est rétréci. Le sinus peut même disparaître complétement comme dans un cas cité par Morgagni (1). On rencontre quelquefois des lames qui divisent la cavité en plusieurs parties et semblent la cloisonner; mais un point beaucoup plus important, et qui n'a pas échappé à Highmor, c'est l'épaisseur variable des parois qui, quelquefois, sont constituées seulement par des lames très minces, très faciles à briser.

La cavité du sinus est en communication directe avec les fosses nasales. Elle est tapissée par la membrane de Schneider qui se prolonge dans son intérieur, et la double dans toute son étendue; cette membrane, en

(1) *Advert. anat.*

pénétrant dans le sinus, devient plus mince sans perdre aucun de ses caractères. Comme celle de Schneider, elle est doublée d'un périoste dont la sépare un tissu cellulaire facile à démontrer. Ce périoste est pourvu de beaucoup de nerfs, fournis par les nerfs dentaires, qui pénètrent son tissu et s'y distribuent, tandis que d'autres rameaux sont seulement en contact plus ou moins immédiat avec lui; ces nerfs émanent de la cinquième paire. On comprend combien il importe d'avoir des données exactes sur ces points, de bien connaître la structure, et d'avoir bien présent à l'esprit le rapport intime de toutes ces parties entre elles.

La membrane du sinus maxillaire présente des différences d'épaisseur dans les différents points de son étendue; elle est plus épaisse à la face interne, celle qui est en rapport avec les fosses nasales, que dans les autres points; elle y est plus vasculaire, présente dans ce point plus de glandules muqueuses. D'ailleurs, toute la surface de la membrane est tapissée par un épithélium cylindrique.

La cavité du sinus communique avec celle des fosses nasales par une ouverture ayant le calibre d'une plume de corneille. Cette ouverture, quelquefois double, est placée à la partie supérieure du méat moyen, recouverte par le cornet correspondant, et se termine dans une dépression commune aux sinus ethmoïdaux et frontaux. On conçoit, qu'en raison des variétés de volume et de forme du cornet, le cathétérisme du sinus maxillaire puisse être parfois difficile et qu'on ait pu, en croyant traverser l'ouverture, traverser la paroi, fait qui a été constaté par la commission de l'Académie de chirurgie.

Le sinus maxillaire offre encore des variétés qui dépendent des différentes phases de l'évolution dentaire Avant le développement des dernières dents molaires, sa partie postérieure et inférieure est occupée par le bulbe, et le périoste du sinus est en rapport intime avec ces organes, ce qui fait comprendre quelques uns des accidents qui se propagent par continuité de tissu dans la cavité du sinus, par suite des entraves que l'organe dentaire trouve à son développement. Disons pour terminer que, dans beaucoup de cas, des dents anormales se développent dans cette cavité, y occasionnent des maladies dont nous aurons à nous occuper. Enfin, l'examen attentif de la disposition anatomique du sinus maxillaire, de son volume, de ses rapports, fait comprendre comment des maladies des parties voisines peuvent l'envahir, faire disparaître sa cavité, faire supposer l'existence d'une affection développée dans son intérieur.

CHAPITRE II.

PATHOLOGIE.

Le sinus maxillaire est une cavité à parois osseuses, doublées d'un périoste et d'une membrane muqueuse; les maladies dont il est le siége doivent nécessairement avoir pour point de départ une de ces trois parties : les os; le périoste; la membrane muqueuse. Mais cette distinction, précise au point de vue anatomique, ne saurait toujours être conservée au point de vue clinique; aussi nous ne la suivrons pas, et nous adopterons de préférence, pour l'étude qui va suivre, l'ordre physiologique.

Le sinus maxillaire remplit des fonctions dont nous n'avons pas à parler, mais il se passe dans ses tissus des phénomènes de nutrition dont l'altération peut déterminer le développement de lésions qui constituent les maladies qu'on y observe. Il peut aussi, comme toutes les autres parties du corps, être l'objet de violences extérieures. Les maladies dont il peut être le siége, sont donc de deux ordres : les unes sont produites par des violences extérieures; les autres, au contraire, sont le résultat d'une modification dans la nutrition entraînant avec elle l'exsudation d'une matière fibrineuse et plastique susceptible de se convertir en pus ou en tissus nouveaux. Nous diviserons donc notre sujet en deux parties : 1° lésions traumatiques; 2° maladies produites par une altération de la nutrition, celle-ci déterminant la formation des produits que je viens d'indiquer.

Le premier groupe comprendra les fractures et les contusions. Dans le second groupe nous rangerons l'inflammation, ses suites et les tumeurs ou produits accidentels développés à la suite d'une cause locale ou d'un état général de l'organisme.

SECTION I.

Lésions traumatiques.

Sous le titre de *Lésions traumatiques*, je comprends toutes les lésions produites sur le sinus maxillaire par une cause mécanique ; ces lésions sont les contusions, les fractures, les épanchements de sang. Enfin, je traiterai, dans un dernier paragraphe, des corps étrangers qu'on peut rencontrer dans ces cavités, et qui y sont introduits par violence extérieure.

1° *Contusions et fractures*. Les fractures du sinus maxillaire sont presque toujours accompagnées de la contusion des parties environnantes, et ne doivent pas constituer un chapitre bien détaillé. Ainsi, qu'un violent coup soit appliqué sur la partie antérieure de la face : dans ce cas, il arrive rarement que la surface correspondante au sinus soit seule meurtrie ; presque toujours des lésions s'étendent à toutes les parties de la face. Néanmoins, dans des cas rares, le sinus peut être directement contus et fracturé. Un coup de fleuret, un coup de baïonnette, de pointe de sabre, peut produire quelquefois ce résultat. Béclard racontait l'histoire d'un homme qui avait reçu un coup de parapluie dans cette région : l'extrémité ferrée du parapluie avait fracturé le sinus, s'était détachée dans la cavité même et y était demeurée quelque temps.

Dans d'autres cas, les lésions sont moins limitées et peuvent s'étendre à une surface plus étendue. Brodie (1)

(1) *London med. Gaz.*, vol. XV, p. 346.

rapporte le fait d'un enfant qui, ayant reçu un coup violent sur la joue, présenta, dans cette région, une tumeur, et plus tard une nécrose du sinus.

2° *Épanchements de sang.* Les contusions de la partie antérieure de la joue peuvent, dans quelques cas, déterminer la formation d'un épanchement de sang dans le sinus. Dupuytren (1) reçut, dans son service, une jeune fille qui vint à l'hôpital pour une tumeur de la face, survenue à la suite d'un coup. A son entrée, on remarqua l'augmentation de volume de la région; l'œil faisait saillie en dehors de l'orbite; deux jours après, Dupuytren plongea un bistouri dans la tumeur : une certaine quantité de sang noirâtre s'échappa par l'incision; le doigt, porté dans la cavité du sinus, rencontra une masse molle qui se laissait déchirer; et le lendemain, le chirurgien, agrandissant l'ouverture, donna issue à deux onces de sang. Jourdain (2) rapporte le fait d'une demoiselle de quinze ans, chez laquelle un épanchement de sang dans le sinus survint à la suite d'une fracture de l'arcade dentaire. Knorz (3) dit avoir rencontré un épanchement sanguin, dans le même point, chez un homme qui succomba à la suite d'une chute d'un lieu élevé. Ces faits, et un autre exemple observé en 1847, dans le service du professeur Velpeau (4), permettent d'établir qu'il se forme des épanchements de sang dans le sinus maxil-

(1) Dupuyt., *Cl. chir.*, t. III,

(2) *Recherch. sur les mal. du sinus maxil.* (*Journ. de méd.*, 1767, t. II, obs. V.

(3) Knorz, *De maxillæ superioris in primis ejus sinus morbosis affectionibus.* Marb. 1844.

(4) *Gaz. des hôpitaux*, 1847, pag. 289.

laire; que le sang y subit quelques unes des modifications qu'on observe dans les épanchements sanguins d'autres régions, qu'il peut s'y coaguler ou même s'y décomposer.

La présence d'épanchements sanguins dans le sinus maxillaire donne quelquefois lieu à l'inflammation de la cavité; cet état se manifeste par des douleurs dans la mâchoire et par la formation d'une tumeur dans la région des joues, se développant aussi du côté de l'orbite. On comprend que le diagnostic, dans des cas de cette espèce, peut devenir difficile, et, si l'on ne savait pas que des collections sanguines peuvent se rencontrer dans le sinus, que ces épanchements peuvent s'augmenter des matières sécrétées dans cette cavité, et de la sérosité fournie par l'irritation de la membrane muqueuse, on pourrait alors les méconnaître, les prendre pour un abcès, ou, ce qui est beaucoup plus grave, les considérer comme des tumeurs de mauvaise nature. Dans la supposition d'une erreur de ce genre, le chirurgien précisera son diagnostic au moyen d'une ponction exploratrice; il s'assurera ainsi de l'absence ou de la présence d'un liquide et de sa nature : s'il existe, on pourrait employer aussi le moyen indiqué par M. Bermond (1); moyen que l'expérience n'a pas consacré. D'après ce chirurgien, toutes les fois que le sinus maxillaire est rempli d'un liquide, on peut le reconnaître à l'aide de l'auscultation de la mâchoire. Dans l'état normal, d'après lui, le passage de l'air dans les cavités du sinus y détermine

(1) *Gaz. méd. de Paris* (Extrait du *Bull. méd. de Bordeaux*), t. IX, pag. 253.

un bruit qui disparaît par la présence d'un liquide.

Le traitement des fractures et des contusions simples rentre dans l'étude des fractures des os de la face. Il consiste à combattre les complications existantes, à s'abstenir, alors même que les fractures sont comminutives, de pratiquer l'extraction des fragments, à moins toutefois qu'ils ne déterminent quelques accidents.

Lorsque le sang est épanché dans le sinus, lorsque surtout sa présence occasionne de l'inflammation, il est urgent de vider la cavité. On pratiquera la perforation du sinus par la fosse canine, à moins que l'extraction de quelques dents cariées ne permette de pénétrer dans le sinus par l'alvéole et de le débarrasser à l'aide d'injections.

3° *Corps étrangers dans le sinus.* Les corps étrangers qu'on trouve dans le sinus maxillaire, ont toujours pénétré dans ces cavités à la suite de lésions traumatiques : ce sont des morceaux de fer, des morceaux de mitraille lancés par les armes à feu, etc.

Ravaton (1) rapporte l'histoire d'un sergent suisse qui, à la bataille de Rosbach, reçut un coup de feu au-dessous de l'orbite. La plaie resta longtemps fistuleuse, et, lorsque ce chirurgien en fit l'examen, il rencontra un corps métallique, une balle qui s'était logée dans le sinus maxillaire. Dupuytren rapportait aussi l'histoire d'un officier, chez lequel une balle pénétra dans le sinus. Dans le fait de Béclard, le bout du parapluie resta pendant quelque temps dans la cavité.

(1) *Chirurgien d'armée*, 1767, obs. 31, pag. 181.

La présence des corps étrangers dans cette cavité entretient la suppuration et rend fistuleuses les plaies qu'ils ont produites. L'exploration de ces fistules, au moyen d'un stylet, permettra de reconnaître ces corps et de les extraire. Dans le mémoire de Bordenave (1), on trouve l'histoire d'un homme portant une fistule à la joue entretenue par la présence d'un bourdonnet de charpie. — Allouel (2) cite l'observation d'une plaie de la joue, à la suite d'un coup de feu, rendue fistuleuse par la présence d'un éclat de grenade. On peut aussi considérer comme corps étrangers les canules lacrymales qu'on engage quelquefois à son insu dans la cavité du sinus. Enfin, quelques auteurs, Pallas (3) entre autres, parlent de la présence de vers, d'autres de lombrics dans le sinus maxillaire : les observations qui se rapportent à des faits de cette nature ne sont pas suffisamment détaillées, et, dans quelques cas, on peut douter de leur exactitude.

Les corps étrangers logés dans le sinus doivent être extraits, leur présence non seulement entretient les plaies à l'état fistuleux, ils peuvent être la cause d'accidents érysipélateux plus ou moins graves.

SECTION II.

Inflammation.

C'est seulement depuis que Nathaniel Highmor a fait connaître la disposition du sinus maxillaire, qu'on a étudié les maladies de ces cavités, maladies confondues

(1) Mém. de Bordenave.

(2) *Mém. de l'Acad. roy. de chir.*, t. V.

(3) *De insectis viventibus intra viventia.*

jusqu'à cette époque sous les noms d'*épulis*, d'*orœhé* et de *polype*. En parcourant les auteurs anciens, on reconnaît, sous ces dénominations, les traits principaux des affections développées dans le sinus maxillaire. C'est seulement dans le siècle dernier que les chirurgiens s'occupèrent avec quelque fruit des maladies de ces cavités, c'est Ringue (1) et Jourdain (2) qui appellent l'attention sur la question. Plus tard, Bordenave (3) réunit dans deux mémoires lus à l'Académie royale de chirurgie, les points les plus importants concernant les maladies des sinus maxillaires. Mais c'est surtout, d'une part, à l'impulsion donnée à l'anatomie pathologique, et, d'autre part, aux progrès de la médecine opératoire pendant ce siècle, que nous devons une connaissance plus approfondie des maladies de ces cavités; la chirurgie peut aujourd'hui opposer aux envahissements des tumeurs dont le sinus est le siége, une opération importante, créée par les travaux de Lisars (4) et de Gensoul (5), l'amputation de la mâchoire supérieure.

Depuis que la chirurgie s'est enrichie de cette importante découverte, la pathologie des sinus est restée stationnaire, et une confusion regrettable règne encore aujourd'hui dans l'étude des lésions qui ont pour siége cette cavité. Aussi nous ne craignons pas de dire que la pathologie des sinus est encore à faire, que les produits morbides qui s'y développent demandent à être examinés

(1) Haller, *disputationis chirurg. de morbis præcipui sinuum*, t. I, dis. XI.

(2) *Journ. de méd.*, 1767.

(3) *Mém. de l'Acad. chir.*, obs. IV et V.

(4) *Anatomical plates*, t. II, part. IX, 1826.

(5) *Lettre chirurgicale.*

de nouveau, avec l'aide des précieuses ressources fournies par le microscope et par l'anatomie de texture ; et c'est seulement lorsque ces études auront été faites, qu'on pourra bien distinguer les produits anormaux aujourd'hui confondus, qu'on appréciera la gravité de toutes ces affections, et qu'il sera permis d'adopter ou de rejeter les opérations proposées.

§ 1.

Inflammation de la membrane muqueuse du sinus.

L'inflammation de la membrane muqueuse du sinus maxillaire peut être aiguë ou chronique. Elle s'observe à la suite de fractures, de plaies, de coups dans la région des joues, des dents, etc. ; mais elle s'observe le plus souvent comme phénomène de voisinage, accompagnant l'inflammation du périoste des alvéoles qui complique la carie dentaire ; c'est même par suite de cette cause qu'elle a lieu le plus souvent. Quelques auteurs, Jourdain et Brodie (1) entre autres, pensent que souvent l'inflammation de la membrane du sinus survient à la suite d'une cause interne, même d'une cause rhumatismale. Jourdain essaie de montrer que, dans beaucoup de cas, cette inflammation ne saurait être rattachée à la présence d'une dent cariée. Rust (2) admet les causes internes comme étant celles qui produisent le plus souvent cette inflammation. Il distingue même l'inflammation qui siége dans la membrane fibreuse, dans le périoste, de

(1) *London medic. Gaz.*

(2) *Encyclopadrich worterbuch ner méd. Niss.*, t. III.

celle qui occupe la membrane interne ou muqueuse; il les sépare sous le nom distinct de *gengantritis* et *eiagantritis*, et les rattache toutes deux à des causes générales.

L'inflammation du sinus maxillaire se manifeste par des symptômes locaux et sympathiques, et par des symptômes généraux.

Symptômes locaux. Une douleur vive, intense et profonde dans la mâchoire, s'étendant du côté de la tête et de l'oreille, accompagnée d'une sensibilité très grande dans la vision, de larmoiement, de bourdonnements dans les oreilles, d'une sensibilité très grande dans les racines dentaires, dont le simple contact exaspère le mal, de gonflement de la joue avec persistance de la douleur.

Symptômes généraux. Fièvre, un état d'irritation, d'agacement nerveux, vomissements quelquefois, dans quelques cas délire.

Diagnostic. L'inflammation de la membrane muqueuse du sinus concorde souvent avec la présence d'une inflammation produite par une dent cariée; souvent même on observe, à la suite de cette dernière cause, tout le groupe des symptômes que j'ai énumérés. Mais il faut ajouter que, lorsque l'inflammation est produite par la présence d'une dent cariée, par l'inflammation du périoste dentaire, la douleur, après quelque temps, diminue au lieu d'augmenter. Dans l'inflammation de la membrane du sinus, au contraire, la douleur est plus persistante, plus intense et plus durable.

L'inflammation du sinus peut se terminer par résolution et par suppuration. Il est probable que lorsqu'elle succède à une carie dentaire, qu'elle devient phénomène concomitant, elle se termine par résolution.

Lorsque la suppuration est établie, il se forme dans le sinus une collection purulente, un abcès; le pus s'y accumule, le dilate et forme une tumeur dans la joue. Jourdain (1) cite l'observation d'une religieuse chez laquelle le sinus maxillaire était dilaté depuis un an et formait une tumeur accompagnée d'œdème de la joue. Beaupréau (2) cite l'observation d'une femme âgée de trente-cinq ans, chez laquelle le sinus maxillaire était dilaté par le pus. M. Cloquet (3) a vu, à l'hôpital des cliniques, un malade âgé de trente ans, chez lequel le sinus maxillaire formait dans la joue une tumeur du volume d'un œuf de poule. La dilatation du sinus, dans quelques cas, se fait non seulement du côté des joues, mais aussi vers l'orbite. Bœneck (4) rapporte l'observation d'une femme âgée de soixante-six ans, chez laquelle ce fait s'observait.

Lorsque la matière purulente est accumulée dans la cavité du sinus maxillaire, elle y entretient l'irritation; le pus, se mêlant aux mucosités, augmente la quantité du liquide contenu dans le sinus qui subit une dilatation considérable, comme dans l'observation de Bœneck.

Lorsque l'abcès est formé, il se fait alors un travail d'usure, d'érosion; la tumeur perce les parois osseuses; se fait jour, soit du côté de la bouche, soit du côté des

(1) *Loc. cit.*

(2) Mém. de Bordenave.

(3) *Lancette française*, t. X, p. 82.

(4) *Gazette méd.*

fosses nasales. La présence d'une matière purulente dans une cavité tapissée par une membrane muqueuse, non seulement irrite cette membrane, mais encore la rend épaisse et fongueuse, comme cela s'observait dans le cas cité par Beaupréau, et dans un autre cas rapporté par Gouch, et ces fongosités sont une des causes qui contribuent à entretenir la suppuration.

Les parois osseuses du sinus peuvent aussi être altérées; elles sont quelquefois cariées. Gooch (1) cite le fait d'un abcès du sinus maxillaire, datant de trois ans, et qui avait déterminé la carie du sinus. Il se forme, dans ce cas, des fistules du sinus maxillaire, et les trajets fistuleux sont entretenus par la carie des parois osseuses. On trouve, dans le travail de Jourdain et dans le mémoire de Bordenave, des observations de ce genre.

Disons que cependant un abcès formé dans le sinus maxillaire peut y séjourner pendant un temps assez long, sans se faire jour à l'extérieur. L'exemple cité par Gooch le confirme.

Marche et diagnostic. Lorsque l'abcès se forme à la suite de l'inflammation de la membrane interne du sinus, on reconnaît son existence à la présence d'une tumeur de la joue, qui a succédé à des douleurs vives, intenses, persistantes. Cette tumeur augmente, elle distend les parois du sinus et occasionne des phénomènes de compression, notamment du côté de l'orbite. Lorsque l'abcès date de quelque temps, lorsque, surtout, il s'est formé sans

(1) *Cares in surgery*, vol. II, p. 63.
(2) *Medical Times*, 24 août 1850.

être précédé de douleurs vives, comme dans le fait vu par M. Cloquet, la distinction devient alors plus difficile, et, dans ce cas, on pourrait confondre un de ces abcès avec une hydropisie du sinus maxillaire, à moins que la sortie du pus par les narines correspondantes, ou une ponction exploratrice, ne viennent préciser le diagnostic.

Traitement. — Le traitement de l'inflammation du sinus maxillaire est local ou général. Toutes les fois qu'on peut établir que la maladie du sinus n'est pas occasionnée par une cause générale, le traitement antiphlogistique doit être employé : des sangsues en grand nombre, soit sur la joue, soit sur la muqueuse gengivale, des cataplasmes, des fomentations et des fumigations émollientes seront employés avec avantage. Le traitement général consiste dans : la diète, des purgatifs, du calomel, par exemple, à la dose de 0,2 à 0,3 ; enfin, une médication spéciale dans le cas où une cause spécifique aura occasionné cette phlogose.

Lorsque l'inflammation s'est terminée par suppuration, qu'il y a un abcès, que, surtout, il existe des fistules au niveau des arcades alvéolaires, etc. ; quelle conduite le chirurgien doit-il suivre? Lorsqu'un abcès est reconnu, doit-on l'ouvrir et par quelle voie cette ouverture doit-elle être pratiquée? L'abcès proémine-t-il de préférence dans un point ou dans un autre? Est-il accompagné d'une carie dentaire? Dans le premier cas, l'ouverture doit en être faite largement, dans la partie la plus déclive; on fera ensuite des injections pour débarrasser de la matière purulente tout l'intérieur du sinus; enfin, on injectera un mélange d'eau iodée, dans le but de modifier la membrane muqueuse du sinus. Dans le second cas, c'est-à-dire, lorsque les dents sont cariées, il y a avantage à enlever une des dents malades, à perforer le fond de l'alvéole, à agrandir l'ouverture, comme fit Meibomius (1), et à pratiquer ensuite, par cette voie, les injections dont nous avons déjà parlé. Jourdain insiste sur l'emploi des injections faites par les fosses nasales; mais, comme nous l'avons déjà dit, la pratique du cathétérisme de ces cavités offre quelques difficultés, et il a été reconnu par la commission de l'Académie de chirurgie (2) que, dans la majeure partie des cas, le cathéter perçait les parois des fosses nasales. Il est incontestable que l'emploi des injections dans les collections purulentes du sinus peut donner de bons résultats. Nous dirons en passant que M. Hullhen (3) a prétendu que des injections d'azotate d'argent dans le sinus maxillaire guérissaient le tic douloureux de la face.

Les abcès du sinus maxillaire, lorsqu'ils s'ouvrent spontanément, donnent lieu fréquemment à la formation de fistules entretenues très souvent soit par l'état des os et de la muqueuse, soit par leur position élevée. Lorsque ces fistules existent, il faut s'enquérir, avant tout, de l'état du sinus maxillaire, de l'état de l'alvéole et des dents. Il est nécessaire aussi d'explorer le trajet de la fistule et la cavité du sinus; lorsqu'il y a carie des parois osseuses, il faut agrandir l'ouverture ou en pratiquer

(1) Mém. de Bordenave.

(2) Henr Meib., *De abscessuum internorum natura et dissert.*, 1718.

(3) *Hullhen, the Charleston med. Journal*, 1839, v. IV, juillet, n° 4, pag. 50.

une autre dans un point plus déclive, dans le fond de l'alvéole, par exemple.

Dans les cas de carie des parois, on doit faire des injections dans leur cavité avec de l'eau iodée, dans le but de modifier la surface cariée et de favoriser aussi l'expulsion des parties détruites. Dans quelques cas, très rares, ces fistules peuvent être entretenues par la nécrose des parois osseuses; alors, si des séquestres sont libres dans la cavité on doit agrandir l'ouverture fistuleuse et extraire les esquilles. Je dois ajouter que les nécroses qui atteignent le sinus maxillaire doivent être plutôt considérées comme des nécroses de la mâchoire que comme des suites des abcès; elles se forment rarement dans le sinus; presque toujours elles surviennent à la suite de contusions, de maladies de la joue. Baron (1) décrit une affection de la joue chez des enfants, dans laquelle les os de la mâchoire supérieure étaient nécrosés. L'exemple cité par Lassus, d'une nécrose du sinus, est plutôt un cas de nécrose de la mâchoire supérieure. Il en est de même de ces nécroses produites par des vapeurs phosphorées décrites avec beaucoup de soin par Bibra, Geist (2) et M. Heyfelder (3).

(1) *Bulletin de la Faculté de méd.*, vol. V, pag. 151.

(2) *Die Krankheiten der in den phosphorzundholrfabriken.* Erlg. 1847.

(3) *Medic. lit.*

SECTION III.

Hydropisie du sinus maxillaire.

Sous la dénomination d'hydropisie du sinus maxillaire (1), Deschamps fils décrivit, en 1805, une maladie formée par la dilatation de ce sinus avec accumulation d'un liquide blanc, légèrement jaunâtre, filant.

Cette dilatation est toujours accompagnée d'amincissement des parois de la cavité. La dilatation et l'accumulation d'un liquide non purulent sont les traits principaux de cette maladie, et ces caractères, comme nous le verrons plus loin, servent à la distinguer d'une autre maladie avec laquelle on peut la confondre, à savoir les kystes développés dans l'épaisseur de la mâchoire. Mais, avant que Deschamps appelât l'attention des chirurgiens sur cette maladie, Runge avait déjà cité dans son travail une observation d'hydropisie du sinus maxillaire.

On comprend que l'accumulation d'un liquide dans la cavité osseuse, s'augmentant tous les jours, amène forcément la dilatation et l'amincissement des parois de cette cavité. Cette distension ne se fait pas toujours dans le même sens et également dans toute la périphérie. Si l'on examine les sinus maxillaires d'un très grand nombre de crânes, on rencontre des particularités très importantes, et qui viennent expliquer les variétés de forme qu'on observe dans cette hydropisie. On trouve souvent les sinus dilatés : tantôt la dilatation de la cavité se fait dans toute son étendue, le sinus est distendu, ses parois sont très amincies, elles sont devenues transpa-

(1) *Traité des malad. des fosses nasales.* Paris, 1804.

rentes, se laissent déprimer facilement, et reviennent sur elles-mêmes avec un bruit caractéristique ; d'autres fois, au contraire, elles se laissent briser comme des lames de mica. Dans d'autres cas, c'est seulement la partie postérieure et supérieure de la cavité qui est distendue ; elle forme alors, en arrière de l'orbite, une tumeur qui rétrécit les fentes maxillaires, ainsi que le sommet de la cavité orbitaire. D'autres fois, c'est la partie antérieure du sinus qui subit cette dilatation ; elle se prolonge, dans ce cas, dans la racine de l'apophyse montante, et forme, sur la pièce sèche, une tumeur arrondie d'un volume variable. D'autres fois, la dilatation se porte en dehors; elle efface alors cette espèce d'échancrure qui fait suite à l'apophyse malaire, et y forme également une tumeur. Enfin, dans quelques cas, c'est en arrière, vers la tubérosité malaire, que la dilatation a lieu; elle se prolonge même quelquefois dans l'épaisseur des arcades dentaires.

L'hydropisie du sinus maxillaire se manifeste donc par une tumeur de la mâchoire supérieure, tumeur d'un volume variable, se montrant en avant ou en dedans, du côté du nez ou du côté de l'orbite : Delavacherie (1) rapporte une observation recueillie chez un homme âgé de trente-six ans, chez lequel la dilatation du sinus se prolongeait dans les fosses nasales, dans le palais, et déterminait un tiraillement, une déformation des ailes du nez; M. Bertrand (2) a observé une hydropisie du sinus maxillaire chez un homme âgé de trente-sept ans, chez

(1) *Mémoire sur quelques maladies de la mâchoire.* Bruxelles, 1843.

(2) Lombard, Thèse de Montpellier, 1836.

lequel la dilatation se prolongeait également dans la bouche et dans le nez, la base de l'apophyse montante était très distendue. Dans les deux cas dont je viens de parler, les parois osseuses étaient devenues très minces, se laissaient aisément déprimer, et permettaient au doigt, appliqué dans un point de la tumeur, de recevoir la pression de l'autre doigt comprimant un point éloigné.

La nature du liquide contenu dans le sinus varie : tantôt il est très épais, filant et rappelle le liquide qu'on obtient de la membrane muqueuse du sinus, en la pressant avec une pince; d'autres fois il est légèrement coloré, moins filant; la nature chimique de cette matière n'est pas connue; dans un cas, observé par M. Fergusson (1), il contenait de la cholestérine. Les variétés de coloration et de consistance tiennent à des causes qui n'ont pas été déterminées.

Causes. On a supposé que la cause de ces hydropisies tenait à une oblitération, à un rétrécissement du canal de communication du sinus avec les cavités nasales, et que cette oblitération favorisait l'accumulation du liquide dans la cavité ; pure hypothèse, et qu'aucune observation n'est venue démontrer. La cause assignée par Th. Bell (2) à la formation de ces collections est plus plausible. D'après cet auteur, elles tiennent à une modification de la membrane muqueuse; modification produite par l'irritation de cette membrane, à la suite du travail qui s'opère dans les racines dentaires. Dans quelques cas, la présence de collections séreuses dans le sinus a coïncidé avec la présence de dents anormales dans sa cavité.

(1) *Medical Times*, mai 1850, p. 368.
(2) Notes *Traité des dents*, de Hunter.

Les faits observés par (1) Dubois et Gensoul, de dents incisives, trouvées dans la cavité du sinus, en sont des exemples.

Diagnostic. Le diagnostic des hydropisies du sinus maxillaire s'établit par la présence d'une tumeur de l'os maxillaire, proéminant dans un des points indiqués; par la mollesse des parois du sinus qui se laissent déprimer et reviennent sur elles-mêmes quelquefois avec un bruit comparable à celui donné par une feuille de parchemin qu'on froisse entre les doigts. On peut, à la vérité, prendre un kyste osseux du maxillaire supérieur pour une collection du sinus. Ici l'erreur ne serait pas d'une grande gravité, car le moyen qu'on emploie pour guérir l'une de ces maladies peut également servir à guérir l'autre; mais l'erreur devient grave toutes les fois qu'une hydropisie du sinus est confondue avec une tumeur de la cavité autre que le kyste. C'est ainsi que Fergusson a observé le cas d'un malade qui lui avait été adressé comme atteint d'une maladie de la mâchoire nécessitant son ablation. Il en est de même de l'observation de M. Bertrand (1). Néanmoins, dans quelques circonstances rares, on a vu des chirurgiens d'une grande expérience confondre une hydropisie avec une des autres maladies du sinus. Gensoul en cite un exemple : ce chirurgien se disposant à pratiquer l'ablation de la mâchoire chez un jeune homme, et ayant même exécuté le premier temps de l'opération, reconnut, au moment de plonger son

(1) *Bull. de la Société de la Faculté*, t. I, p. 107.
(2) *Loc. cit.*

instrument dans l'os maxillaire, qu'il avait affaire à une hydropisie de la cavité de cet os.

Pronostic. Le pronostic de cette maladie n'est pas grave. La maladie, étant abandonnée à elle-même, la distension des os augmentera et se compliquera d'accidents de voisinage produits surtout par la compression des organes voisins; accidents sans doute fâcheux, mais qui n'atteignent nullement la constitution du malade.

Traitement. — L'hydropisie du sinus maxillaire étant constituée par une accumulation de liquide qui augmente tous les jours, son traitement présente une indication aussi précise que rationnelle, l'évacuation du liquide contenu dans le sinus. Cette opération peut être pratiquée par les fosses nasales, par la fosse canine, par la voûte palatine, et enfin par les alvéoles dentaires. On doit choisir de préférence, pour la pratiquer, celui de ces points suivant lequel la tumeur s'est le plus spécialement développée. L'évacuation du liquide par l'alvéole dentaire n'est que conventionnelle; elle doit être repoussée, à moins toutefois qu'une dent cariée, et qu'on pourra extraire, n'offre une voie favorable à l'écoulement du liquide.

Pour pratiquer l'opération destinée à l'évacuation du liquide par un des autres points cités, on peut se servir d'un bistouri ou d'un trois-quarts. Dans le premier cas, l'opération consiste dans une incision qu'on maintient ouverte pendant quelques jours; dans le second, elle consiste dans une simple ponction. La tumeur étant ponctionnée, se vide, les parois du sinus reviennent sur elles-mêmes et, au bout de quelque temps, celui-ci reprend son volume normal. Dans quelques cas, cependant, l'ouverture reste fistuleuse. Brodie (1) cite une observation d'hydropisie du sinus opérée et dont l'ouverture resta fistuleuse pendant dix ans. L'observation de Sauvé en fournit également un exemple. C'est pour parer à l'inconvénient de cet état fistuleux que Blandin eut recours, dans un cas, à la ponction par l'alvéole, et fit placer, dans cette cavité, une dent à pivot qui permettait au malade d'évacuer à volonté le liquide accumulé dans le sinus maxillaire.

SECTION IV.

Modifications dans la nutrition avec formation de produits nouveaux.

Tumeurs solides.

La question dont nous allons nous occuper, une des plus importantes de notre sujet, une des plus curieuses de la pathologie en général, est aussi une de celles dont on s'est le moins occupé, et il n'est pas étonnant que nous trouvions dans la distribution des travaux sur cette matière une certaine confusion; en effet, les maladies dont nous devons traiter ont été toujours confondues sous le nom générique de tumeurs, et, par suite, les cliniciens ont aussi confondu les choses les plus dissemblables; sous le nom de fongus, de tumeurs cancéreuses, ils ont groupé des productions et des maladies de nature complètement différente, non seulement dans leur constitution anatomique, mais, ce qui est plus grave, dans les conséquences diverses qu'elles peuvent entraîner. Ce point de notre sujet demande à être étudié de nouveau,

(1) *Loc. cit.*

et cette étude ne peut être faite seulement avec la réunion des observations plus ou moins nombreuses éparses dans les annales de l'art, mais il faut y ajouter une analyse clinique rigoureusement éclairée par l'observation microscopique et les autres moyens que possède aujourd'hui la science. Au point de vue clinique, cette étude est de première importance, car elle seule peut éclairer le praticien sur la gravité du mal et sur les conséquences qui peuvent en découler; elle seule peut justifier de graves opérations qui sont l'honneur de la chirurgie lorsqu'elles sont conçues et faites dans des conditions convenables; et, d'une autre part, l'autoriser à rejeter complétement, dans certains cas, l'intervention de la médecine opératoire.

Les tumeurs diverses qu'on rencontre dans l'antre d'Highmor, et qui, le plus souvent, envahissent les tissus de la face, peuvent être classées, ainsi que toutes les productions morbides, en deux catégories bien distinctes : la première comprenant les tumeurs ayant quelque analogie avec les tissus normaux, et la seconde comprenant celle dont les tissus offrent une constitution anormale qu'on ne rencontre pas dans l'organisme. Dans la première catégorie, se classent les tumeurs de nature *fibreuse*, *cartilagineuse*, *osseuse*, ainsi que *les enchondromes et les tumeurs érectiles* et *épithéliales*. Dans la seconde, se groupent les tumeurs *fibro-plastiques* et celles de *nature cancéreuse*.

§ I.

Tumeurs formées de tissus ayant leur analogue dans l'économie.

Les tumeurs qui composent cette division sont :

1° Les tumeurs fibreuses, fibro-cartilagineuses, fibro-kystiques, les enchondromes, les tumeurs osseuses, érectiles, épithéliales et graisseuses.

Avant d'aller plus loin dans cette étude, il faut remarquer que ces productions se développent souvent dans le sinus même, et que, d'autres fois, elles prennent leur point d'origine non seulement dans le sinus, mais aussi dans les parties environnantes, auxquelles elles prennent quelquefois des éléments nouveaux, qu'elles s'adjoignent. C'est ainsi que, dans certains cas, le périoste des os de la face, et les autres tissus ambiants, se vascularisant, le périoste subit un travail d'ossification, et contribue à souder, à réunir aux parties voisines la tumeur primitivement développée dans le sinus maxillaire, et à former un tout dont il est quelquefois difficile de connaître le point de départ; ainsi Pech rapporte l'exemple d'une tumeur osseuse occupant l'antre d'Highmor, se développant vers la partie antérieure de la face et se prolongeant dans l'intérieur du crâne dont on ne pouvait connaître l'origine; il en est de même de ces exostoses décrites par Howship(2), de celle dont Bordenave a donné la description, de ces énormes exostoses qu'on trouve au musée Dupuytren, et d'une autre production identique-

(1) *Ostiosarcom ejusque speciei insignis descriptio.* Wirceb., 1819.

(2) *Practical obs. on surg. and morb. anatomy.*

ment du même genre, mais plus volumineuse, qu'on trouve dans le musée Huntérien, inscrite sous le n° 3236.

Si les tumeurs développées dans les sinus peuvent se confondre avec les autres productions morbides des os de la face au point de jeter quelque confusion dans la distinction précise de leur origine, il en est d'autres qui, se développant en dehors du sinus maxillaire, envahissent ou dépriment sa cavité. Stanley (1) cite le cas et donne le dessin d'une tumeur développée dans les gencives qui se propagea dans la cavité du sinus en repoussant devant elle la lame osseuse, en s'en enveloppant. Syme (2) rapporte également l'observation d'une tumeur très curieuse développée à l'extérieur et pénétrant dans le sinus par le même mécanisme. Ainsi, cette distinction des tumeurs développées dans le sinus ou pénétrant dans sa cavité n'est pas une division purement théorique, elle peut fournir à leur étude clinique un intérêt assez grand.

Tumeurs fibreuses.

Des tumeurs de nature fibreuse se rencontrent dans le sinus maxillaire. Lisars (3), Warren (4), Burgræve (5), Dupuytren (6), Knozr (7) et Dubourg (8) en ont décrit des

(1) *On diseases of the Bones; Illustrat.*, pl. 16 et suiv.

(2) *London and Ed. Monthly journal*, 1843, juin, pag. 1.

(3) *Practical surgery.*

(4) *Surgical obs. on tumours*, Boston, 1848, pag. 480.

(5) *Gaz. des hôp.*, 1849, p. 61.

(6) *Leçons clin.*, vol. III.

(7) *Loc. cit.*

(8) *Bull. de la Soc. anat.*, 1828.

exemples. La constitution anatomique de ces tumeurs n'a pas été étudiée avec soin ; dans les observations que nous avons recueillies, les auteurs qui ont eu occasion d'observer ces tumeurs se bornent à indiquer simplement leur nature, à dire qu'elles sont formées d'un tissu fibreux blanc et réticulé, etc. Les tumeurs de ce genre semblent, d'après l'observation de O'Hanghenessy(1), cité par M. Stanley, être communes dans les Indes, et dans ce pays elles prennent un accroissement considérable. Cet auteur cite un exemple de ces tumeurs du sinus maxillaire pesant 4 onces. D'après lui, elles s'observeraient plus fréquemment chez les jeunes Indiens.

Les tumeurs fibreuses du sinus maxillaire se rencontrent chez des personnes de tout âge ; les causes qui déterminent leur formation sont peu connues. Dans quelques cas, comme dans l'observation de M. Burgraeve, l'origine du mal est attribuée à une contusion; mais cette étiologie est loin d'être démontrée, et aujourd'hui qu'on sait que les épanchements de sang ne subissent pas les transformations qu'on leur attribuait à une autre époque, la coïncidence d'une contusion avec la production d'une de ces tumeurs est d'une moins grande importance pour en expliquer le développement.

Les tumeurs fibreuses du sinus maxillaire atteignent un volume assez grand : par leur développement, elles distendent les parois de cette cavité, et, comme les productions d'une autre espèce, tendent à envahir les par-

(1) *On diseases of the Fows.*, Calcutta, 1844; cité *in Lancet*, 1845, pag. 45.

ties environnantes et à se confondre avec elles. Quelquefois, cependant, elles percent le sinus dans un point déterminé. Ainsi, Warren cite le fait d'un malade âgé de cinquante et un ans chez lequel une tumeur de ce genre se prolongeait sous la paupière inférieure, faisait saillie à l'extérieur et formait une masse roulante qu'on considéra comme une tumeur fibreuse de la paupière. L'opération fit voir qu'elle se prolongeait du côté de l'antre d'Highmor par une ouverture de cette cavité à travers laquelle elle avait passé. Dans l'observation de Trennery (1), la masse fibreuse avait envahi toute la face. Ces tumeurs présentent quelquefois dans leur tissu des spicules osseuses ; l'observation de Liston (2) en offre un exemple.

Tumeurs fibro-cartilagineuses.

Comme les premières, les tumeurs fibro-cartilagineuses du sinus maxillaire ont été considérées comme offrant cette structure d'après la simple inspection à l'œil nu, et, jusqu'aujourd'hui, aucune observation bien faite n'est venue démontrer que cette distinction fût fondée. Lisars (3), Liston (4), Gensoul (5) en décrivent des exemples. Ces tumeurs offrent ordinairement une forme arrondie ; leur texture rappelle à la vue les tissus dont elles portent le nom. Quelques unes, par exemple, celles

(1) *The Lancet*, 1850, t. II, p. 574.
(2) *Medic. chir. trans.*, t. XX.
(3) *Loc. cit.*
(4) *Loc. cit.*
(5) *Lettre chir.*

dont parle Liston, sont formées d'une matière fibreuse blanche, mélangée de masses gélatineuses coagulables par la chaleur et renfermées dans des loges. Dans un cas que j'ai eu occasion d'observer dans le service dont j'étais chargé à l'hôpital de la Pitié, en 1847, la tumeur était formée par une masse arrondie, blanche, ayant l'aspect de cartilage et formée de cellules semblables aux aréoles d'un rayon de miel, et remplie d'une matière gélatineuse.

Les tumeurs fibro-cartilagineuses atteignent quelquefois un volume très grand. Chez le malade dont M. Gensoul cite l'observation, la tumeur avait 7 pouces dans ses diamètres.

Tumeurs fibro-kystiques.

Dans quelques cas de tumeurs fibreuses du sinus maxillaire, on trouve des kystes dans leur épaisseur. M. Cruveilhier (1) rapporte l'autopsie d'une femme âgée de soixante-dix-huit ans, chez laquelle une tumeur fibreuse volumineuse existant dans le sinus maxillaire était remplie de kystes creusés dans son tissu.

Enchondromes.

Je n'ai rencontré aucun exemple de tumeurs du sinus maxillaire considérées comme de nature enchondromateuse. On peut croire cependant que quelques unes des tumeurs décrites sous le nom de fibro-cartilagineuses

(1) *Essais sur l'anat. patholog.*, t. I, Paris, 1816, p. 393.

appartiennent à cette espèce. Cette supposition est d'autant plus probable que les enchondromes ne sont pas rares, et qu'on les a souvent confondus avec des extoses cartilagineuses. D'ailleurs les enchondromes n'ont été étudiés que depuis le travail remarquable de J. Müller (1), et surtout depuis les recherches patientes de M. Quekett. Cet habile et savant anatomiste a examiné avec beaucoup de soin la structure des enchondromes, et a consigné le résultat de ses recherches dans le catalogue des préparations microscopiques du Musée huntérien (2).

Marche et diagnostic. — Les tumeurs dont nous venons de donner la description ont une grande tendance à augmenter de volume, à envahir les parties environnantes. Avant de rompre les parois de la cavité dans laquelle elles sont logées, elles la distendent en tous sens; elles tendent aussi, dans leur évolution, à rétrécir, à détruire même les cavités que l'os maxillaire contribue à former. C'est ainsi que le plancher de l'orbite est soulevé et l'œil repoussé en dehors de sa cavité ; que les fosses nasales sont remplies, oblitérées par un développement de la masse morbide; que la voûte palatine est déprimée et transformée en une tumeur arrondie ; que le creux de la fosse canine disparaît, s'arrondit; que l'arcade dentaire est déjetée sur un des côtés de la tumeur. Mais ces modifications ne s'observent pas toujours dans toute la périphérie. Pendant que ce travail s'opère dans la cavité du sinus maxillaire, les os, amincis, donnent, par

(1) *Morbid. Growth, I.*
(2) *Microscopical catalogue*, t. II.

la pression, une sensation semblable à celle du parchemin qu'on froisse.

On comprend qu'un accroissement de cette nature, que le rétrécissement et la destruction de cavités en rapport avec des cordons nerveux importants n'aient pas lieu sans s'accompagner de modifications, de phénomènes sympathiques, de douleurs vives, intenses, du côté de la face ou dans un autre point de la tête. On observe aussi une perversion, un affaiblissement dans la vue qui se perd quelquefois complétement; le sens de l'ouïe est altéré, dans quelques cas, par la compression de la trompe d'Eustache ou par une autre cause. La tendance de ces tumeurs à s'approprier les tissus environnants, à s'en revêtir et à les altérer fait que les membranes muqueuses s'épaississent, se vascularisent, s'enflamment quelquefois et forment à leur surface des fongosités saignantes qu'on a pu, dans quelques cas, considérer comme de mauvaise nature. La peau de la face elle-même n'est pas à l'abri de ces altérations: elle se vascularise, ses veines se dilatent, deviennent variqueuses.

Pronostic. Le pronostic de ces tumeurs se rattache directement à la connaissance précise de leur nature, de leur composition histologique. Ainsi celles de ces tumeurs désignées sous le titre de tumeurs fibreuses, fibro-cartilagineuses, etc., etc., lorsqu'elles sont réellement formées par les éléments que semble indiquer leur dénomination, ne doivent pas être considérées comme graves. En effet, elles sont enlevées sans grand dommage pour la santé des malades. Ceux-ci guérissent, et leur constitution n'est pas le moins du monde modifiée. Enfin, ce qui est encore plus rassurant et plus utile à connaître, c'est que ces tumeurs ne repullulent pas.

Tumeurs osseuses.

Des tumeurs osseuses du sinus maxillaire ont été observées par David (1), Hundertmack (2), Otto (3), Georgi (4) et M. Lenoir, etc., etc.; ces tumeurs appartiennent toutes à deux classes bien distinctes : les unes sont contenues dans le sinus maxillaire même : un fait observé par M. Michon, et présenté à la Société de chirurgie, en est un cas très remarquable; les autres, au contraire, occupent à la fois le sinus et les parties osseuses extérieures. Dans cette classe nous plaçons les observations de David (5), Buttner (6), M. A Petit (7), Warren; MM. Huguier et Hancock (8).

Les tumeurs de ce genre s'accompagnent presque toujours d'un travail d'ossification, avec formations osseuses nouvelles dans le tissu du périoste et dans l'os maxillaire. Il développe dans les os de la face une véritable ostéose, une enveloppe osseuse qui renferme dans son centre une production nouvelle, un *ostéide*. Celui-ci constitue une masse comme pierreuse, rappelant la forme de l'ostéide

(1) Mém. de Bordenave.

(2) *Disput. ad hist. et curat. morborum*, t VI.

(3) *Compendium of human and comparative pathological anatomy*, London, 1831, trad. South.

(4) *Annali universali di medicina*, 1827, vol. XLI, p. 56.

(5) *Loc. cit.*

(6) *Acta Acad. nat. chir.*, vol. V, p. 771.

(7) *Compte rendu du service chir. de l'Hôtel-Dieu de Lyon.*

(8) *The Lancet*, 1851.

de l'oreille des cétacées. L'aspect de ces masses est blanc, d'un blanc d'ivoire; elles sont cannelées, comme formées quelquefois d'une série de globules réunis entre eux. Leur texture est d'un tissu très serré, très dur ; elles sont très pesantes. Leur organisation microscopique est identique avec celle du tissu osseux. Sur une pièce de ce genre que j'ai sous les yeux, et dont je dois la communication à l'obligeance de M. le docteur Follin, pièce trouvée dans le sinus maxillaire d'un cheval, on constate que le périoste du sinus est tapissé par des productions osseuses de nouvelle formation, semblables à des cristallisations en aiguilles, parmi lesquelles sont dispersés des grains blancs analogues à la manne en larmes. Au milieu de cette espèce d'enceinte osseuse, on trouve les productions dont j'ai donné plus haut la description.

Le second genre de tumeurs osseuses occupe à la fois l'os et le sinus maxillaires. Büttner (1) en rapporte un exemple. South (2) cite une observation de ce genre, dont la pièce préparée est au musée de l'hôpital Saint-Thomas. M. Hancock (3) a observé une tumeur ayant le poids de sept onces et occupant la mâchoire supérieure et l'antre d'Highmor. Les tumeurs de ce second genre appartiennent à la classe des exostoses spongieuses. Elles sont formées par un tissu aréolaire, se laissant pénétrer facilement par l'instrument tranchant, et dont les mailles sont remplies d'une substance rougeâtre; la

(1) *Lit. cit.*
(2) Note à la traduction d'Otto.
(3) *Loc. cit.*

peu près analogue à celle des os spongieux. Les tumeurs observées par M. A. Petit, Gensoul, Warren, MM. Huguier (1) et Lenoir, appartiennent à ce genre. Ces tumeurs occupent à la fois la face et le sinus maxillaire; elles atteignent quelquefois un volume considérable, comme les observations de Bordenave, de Hundertmaek en offrent des exemples. Elles s'accroissent constamment et constituent des masses qui se développent, soit du côté de l'orbite, soit du côté des fosses nasales, soit du côté de la bouche, et qui, par les compressions qu'elles exercent sur ces parties, sont souvent cause d'accidents, comme on l'a observé dans le cas cité par David.

Les causes qui président à la formation de ces tumeurs ne sont pas faciles à apprécier : il est probable que, dans quelques cas, elles doivent leur origine au vice syphilitique. Boyer (2) cite une observation d'une exostose volumineuse, occupant la mâchoire et s'étendant du côté de l'orbite, ayant tous les caractères des tumeurs que nous étudions, et qui disparut complétement sous l'influence d'un traitement antisyphilitique.

Pronostic. Le pronostic est grave en raison de la tendance de ces tumeurs à s'accroître, à se développer dans les cavités, et à constituer des masses osseuses volumineuses susceptibles d'entraver les différentes fonctions de la bouche, du nez et de l'œil.

(1) *Bulletin Acad. méd.*, t. VIII.

(3) *Malad. chirurg.*, t. VI, pag. 168.

Tumeurs érectiles.

Les tumeurs érectiles du sinus maxillaire sont très rares; à peine en rencontre-t-on quelques cas. Nous croyons pouvoir ranger dans cette classe l'observation de la tumeur décrite par Gensoul sous le nom de tumeur variqueuse. Il est un autre exemple de tumeur du sinus que Pattison (1) pensait être de la nature de celles qui nous occupent. L'observation en est consignée dans l'édition américaine de l'*Anatomie chirurgicale* d'Allan Burns. Ce chirurgien lia, dans ce cas, l'artère carotide, et son malade guérit.

La rareté de ces tumeurs, et surtout la disette d'autopsies, nous imposent une prudente réserve sur l'admission de quelques observations de cas considérés comme étant des tumeurs érectiles du sinus maxillaire. Pour justifier cette réserve, nous rappellerons l'observation citée par Delpech (2). Ce chirurgien rencontra, chez un homme âgé de cinquante ans, une tumeur du sinus maxillaire, ayant tous les caractères d'une tumeur érectile : pulsations, susurrus, affaissement de la tumeur par la compression de la carotide; enfin, une série de symptômes paraissant suffire pour déterminer sa nature érectile. Ce malade succomba, et l'autopsie montra qu'on avait affaire à une lésion des vaisseaux, tout autre que celle que constitue le tissu des tumeurs érectiles.

(1) Walshe, *Nature and treatment of cancer*, London, 1846.

(2) *Mémorial des hôpitaux du Midi*, 1830, t. II, n° 16, p. 214.

Tumeurs graisseuses.

Ce genre de tumeur n'est pas indiqué dans les auteurs. Stanley en parle, mais sans en donner la description; il dit seulement dans une note qu'elles sont formées de globules de stéarine. Ce genre de productions doit être très rare, car nulle part ailleurs il n'en est question.

L'année dernière seulement, M. Viard a présenté à la Société anatomique un cas de tumeur graisseuse du sinus maxillaire, dont nous reproduisons la description:

« Le maxillaire supérieur du côté droit présente le » volume d'un œuf de dinde, et l'os est malade dans » toute son étendue ; sa consistance est diminuée, car il » cède facilement sous les doigts. Une masse graisseuse » a presque entièrement pris la place de cet os. Elle » remplit complétement la cavité du sinus maxillaire; » mais l'affection ne paraît pas avoir débuté par ce sinus, » car, dans l'épaisseur de la tumeur, on trouve des la- » melles osseuses entrecroisées, et séparées les unes des » autres par du tissu adipeux. » (15 mai 1850. *Bull. Soc. anat.*)

§ II.

Tumeurs formées de tissus anormaux. — Tumeurs hétérologues.

Cette classe de tumeurs comprend celles qu'on observe le plus souvent dans le sinus maxillaire; ce sont elles qui constituent également la majeure partie des tumeurs de l'os lui-même, qui proviennent le plus souvent d'une production pathologique développée dans le sinus du maxillaire. Nous retrouvons, dans l'étude de ces tumeurs et dans leurs divisions, la même confusion que nous avons dû signaler en étudiant les tumeurs de la première catégorie; ainsi, sous le nom de tumeur encéphaloïde, de tumeur cancéreuse, on confond des tumeurs de nature diverse et dont le degré de malignité est à une puissance différente. Les tumeurs fibro-plastiques, épithéliales, encéphaloïdes, sont toutes confondues sous la vague dénomination de cancer de la mâchoire.

Dans cette catégorie de tumeurs, de même que dans celles des autres parties du corps, on doit établir deux classes bien distinctes : d'une part, les tumeurs *fibro-plastiques*; d'autre part, les tumeurs *encéphaloïdes*. Je n'exposerai pas la différence radicale de ces deux classes de tumeurs au point de vue des éléments microscopiques. Je dirai seulement, comme considération clinique pouvant justifier la division que j'établis, que les premières, les tumeurs fibro-plastiques, sont peu sujettes à repulluler, ou même ne récidivent pas, tandis que les secondes ont une tendance fatale à la reproduction. Il resterait peut-être encore à examiner le degré de fréquence des unes et des autres, ainsi que l'époque de la vie à laquelle elles se développent le plus communément, mais c'est un point de science qui n'a pas encore été bien étudié.

Nous établissons donc deux classes de tumeurs hétérologues : 1° les tumeurs fibro-plastiques ; 2° les tumeurs encéphaloïdes, que nous ne séparerons pas dans la description.

Les tumeurs hétérologues s'observent à tout âge, depuis les premières périodes de la vie jusqu'à un âge très avancé. Warren (1) cite un cas de tumeur observée chez un enfant de dix ans. M. Maisonneuve a opéré une de ces tumeurs chez un malade âgé de soixante-neuf ans. Flajani (2) et Gensoul citent également des opérations faites chez des malades âgés de soixante ans. Stanley (3) parle encore d'une production du sinus chez un enfant de l'âge de quatre ans. Ainsi, les deux époques éloignées de la vie sont également sujettes à ce genre d'affection : l'analogie, d'ailleurs, devait faire présumer l'existence de ces tumeurs chez les enfants dès le bas âge; car nous voyons le cancer encéphaloïde envahir les autres parties de leur charpente et leurs autres systèmes, et s'y développer avec une effrayante rapidité.

La distinction en deux classes que nous avons établie se trouve justifiée par l'observation. Une fille, âgée de quatorze ans, entra cette année dans le service de M. Guersant pour une maladie du sinus maxillaire. La tumeur, après avoir rempli le sinus, s'était développée dans les fosses nasales. La jeune malade fut opérée : le sinus, mis à découvert par sa face externe, permit de saisir la tumeur et de l'arracher. L'examen microscopique de cette production, fait par M. le docteur Broca, dont l'autorité, en cette matière, ne sera pas contestée, montra qu'elle était formée des éléments qui constituent les tumeurs fibro-plastiques.

Causes.—Il est difficile d'assigner une cause précise à l'origine de ces tumeurs. Suivant les observations de Desault, Brulatour, Gensoul, etc., ces chirurgiens ont vu

(1) *Observ. chir.*, pag. 85, ob. 26, *loc. cit.*
(2) *Loc. cit.* — (3) *Loc. cit.*

ces tumeurs se développer à la suite d'une contusion de la face. Un malade de Liston, qui présentait une tumeur de ce genre, avait souffert d'une dent cariée. Si l'on compare ces faits avec ceux que nous offre le début ordinaire des affections cancéreuses, on est bien disposé à n'admettre ni l'une ni l'autre de ces origines.

Mode de développement. — On ne sait pas quel est le point, ou de la membrane muqueuse, ou du périoste sur lequel se développent le plus souvent ces productions; on ignore même si l'affection débute par la surface de la muqueuse ou par le tissu cellulaire du périoste. Walshe (1) a quelque tendance à penser que la maladie se développe sur la membrane muqueuse, par des productions semblables à celles qu'on décrit sous le nom de productions en *choux-fleurs*. Quel que soit d'ailleurs le point du sinus dans lequel elle se développe, la masse morbide reste longtemps sans faire des progrès bien sensibles et ne se manifeste à l'extérieur que par des modifications fonctionnelles qu'il serait alors bien hardi d'attribuer au début d'une production cancéreuse, et qui se réduisent le plus souvent à des douleurs profondes, quelquefois de nature névralgique. La production morbide reste ainsi souvent cachée pendant longtemps dans la profondeur du sinus, et c'est alors que, à la suite d'un coup, le mal s'exaspère, s'accroît, se manifeste par des douleurs plus vives, ayant quelquefois un caractère spécial et que les malades comparent à un sentiment de distension. Un des malades, cités par Liston (2),

(1) *Loc. cit.*
(2) *Medic. chir. Trans.*, v. XX.

accusait une sensation de cette espèce. Dans son développement, la tumeur distend et atrophie les tissus et s'avance du côté des narines, dans une observation de Blandin et dans une de Dupuytren ; du côté de la bouche dans les observations de Ruych (1), Acoluthus (2), Desault et Canolle (3) ; du côté de l'orbite, dans l'observation de Salvi ; érode les parois du sinus, comme Flajani en rapporte l'observation : il s'agit d'un homme âgé de soixante ans, mort par suite d'une attaque d'apoplexie, et chez lequel on trouva le sinus maxillaire rempli par un polype volumineux, ayant détruit les os du nez et de l'orbite.

Dans les cas de ce genre, des fongosités, des champignons s'échappent par le point érodé, se propagent dans toutes les cavités et forment une tumeur volumineuse qui déforme le visage et déplace les organes ; ainsi l'œil est chassé de son orbite, la vision s'altère ou se détruit ; la respiration devient difficile.

Symptômes. Ils sont locaux ou généraux. Parmi les symptômes locaux, nous citerons : une sensation d'embarras dans l'olfaction, de l'exorbitisme, de l'épiphora, de la diplopie ou même l'abolition complète de la vue avec ou sans ulcération de la cornée ; la mastication et la déglutition sont difficiles ; enfin, ces tumeurs ne sont pas toujours indolentes, elles sont le siége de douleurs vives, lancinantes.

(1) *Op. omnia anat. med. chir. anat.*, 1737, obs. 67, p. 71.
(2) *Eph. de la nature*, dec. 3, an 4, 1696, t. XX, obs. 57, pag. 140.
(3) *Recueil des actes de la Société de méd.*, 1797, p. 170.

Diagnostic des tumeurs du sinus maxillaire.

La détermination du siége d'une maladie dans une région, où il existe tant de causes d'erreur, n'est pas, comme on peut le penser, chose facile. Il peut se faire qu'une tumeur du pharynx, ou même de la partie postérieure des fosses nasales, pénètre dans l'antre maxillaire, se développe dans cette cavité, dans la direction de l'orbite ; un cas de ce genre a été observé par M. Prescott-Heuwett (1). D'autres fois, au contraire, c'est une tumeur du sinus même qui se prolonge dans la cavité nasale et s'y développe ; Dupuytren et Blandin en ont vu des exemples. Dans ce cas, la tumeur, prise pour un polype des fosses nasales, fut soumise à des tentatives d'extraction. D'autres fois la tumeur perce le plancher de l'orbite, vient former une petite tumeur roulante sous la peau, comme dans l'observation de Warren. Voilà donc une série de causes qui s'ajoutent aux difficultés déjà grandes qu'on éprouve à établir le siége du mal. Pour arriver à cette détermination, il faudra s'aider, d'une part, des commémoratifs ; d'autre part, de l'examen de la tumeur par tous les points de son étendue accessibles à l'exploration. Les fosses nasales, la bouche, le pharynx seront explorés avec soin à l'aide du doigt ou au moyen d'un instrument mousse qui permettra de parcourir ces cavités sans blesser les parties.

Par l'exploration de ces cavités on pourra se convaincre, ou qu'aucune masse morbide n'occupe leur inté-

(1) *London Journ. of medec.*, 1851, janv., p. 91.

rieur, ou qu'il y en a une ; et s'il y en a une, qu'elle est libre, ou qu'elle est, au contraire, enveloppée d'une coque osseuse ; quelquefois dépressible et pouvant, dans certains cas, donner une sensation particulière. Si cet examen a été nécessité par la présence d'une tumeur du maxillaire supérieur, tumeur située à la partie antérieure de cet os, ou même du côté du pharynx ; s'il se joint à ces symptômes de l'exorbitisme de l'œil correspondant, on peut établir le siége de la tumeur.

Le siége du mal connu, il reste encore à déterminer sa nature. La tumeur est-elle liquide ou solide? Dans les cas ordinaires, le diagnostic est simple ; mais il est des cas dans lesquels l'erreur est facile. Ainsi Gensoul prit une hydropisie du sinus, avec épaississement des parois, pour une tumeur solide. M. Lawrence, dans une circonstance analogue citée par M. Stanley (1), commit une erreur du même genre. M. Fergusson (2) eut à traiter une hydropisie du sinus maxillaire qu'on avait confondue avec une tumeur encéphaloïde. Enfin, M. Bertrand (3) cite une observation semblable. Dans des cas de ce genre, il faut s'aider d'une ponction exploratrice, afin de préciser le diagnostic, moyen qui, dans quelques circonstances exceptionnelles, peut lui-même induire en erreur. Ainsi M. Tatum (4) cite l'observation d'une tumeur de la mâchoire supérieure qu'il a extirpée : le sinus maxillaire était très dilaté, et une espèce de cavité encéphaloïde avait détruit une partie des os.

(1) *Loc. cit.*
(2) *Loc. cit.*
(3) Thèses de Montpellier.
(4) *Lancet*, janv. 1850, p. 90.

La distinction entre les tumeurs liquides et solides étant établie, il s'agit de déterminer à quel genre de maladie on a affaire. Ici la difficulté devient plus grande. M. A. Petit (1) cite l'observation d'un enfant de quatorze ans, chez lequel une tumeur de la face, développée à la suite d'un coup de pied de cheval, fut prise pour un polype. La perforation du sinus permit de reconnaître qu'on avait affaire à une exostose spongieuse. Dans d'autres cas, la tumeur de l'antre maxillaire peut être enveloppée d'une coque osseuse non perforée, et donner cette sensation de parchemin qu'on rencontre dans les kystes de la mâchoire. C'est par la connaissance approfondie de tous ces caractères qu'on peut arriver à la détermination de la nature de la tumeur. Dans cette étude, on devra éviter de se laisser tromper par des caractères communs à plusieurs espèces de tumeurs.

La consistance de la tumeur, sa forme, son volume, les douleurs dont elle est le siége, ainsi que la durée de son existence, sont aussi des éléments dont il faudra tenir compte toutes les fois qu'il s'agira d'arriver à une certaine approximation dans la détermination de la nature d'une tumeur.

La consistance peut donner des caractères importants : ainsi les tumeurs fibreuses et les tumeurs osseuses sont dures, résistantes; leur résistance est ferme, sans élasticité. Les tumeurs fibro-plastiques et encéphaloïdes offrent, au contraire, une élasticité alliée quelquefois à

(1) *Compte rendu.*

une mollesse plus prononcée dans certains points de leur étendue.

La durée de la tumeur peut aussi servir pour établir à laquelle de ces catégories on a affaire : les tumeurs fibreuses, fibro-kystiques et osseuses sont très lentes dans leur développement. Les tumeurs fibro-plastiques et encéphaloïdes sont plus rapides, et, à une époque donnée, elles vont jusqu'à doubler ou tripler de volume dans un court espace de temps.

Lorsque par l'examen des caractères de la tumeur, on est parvenu à la ranger dans l'une ou l'autre des deux catégories, s'il y a encore quelques doutes, on peut confirmer le diagnostic par une ponction exploratrice au moyen du petit trois-quarts du professeur Küss, et examiner, à l'aide du microscope, la substance fournie par cette exploration.

Pronostic.

Le pronostic des tumeurs hétérologues est grave, et surtout lorsque la tumeur appartient à la seconde catégorie, à celle des productions encéphaloïdes; dans ces cas, la maladie tend toujours à faire des progrès, et sa marche est à peine modifiée par une opération chirurgicale, car ces productions morbides ont une tendance fatale à se reproduire.

Quant au pronostic des tumeurs fibro-plastiques, cette question ne peut pas être décidée aussi positivement que pour les premières. Les recherches entreprises dans ces derniers temps par MM. Bennett, Brüch et Lebert n'ont pas démontré d'une manière assez évidente leur degré de bénignité. C'est une question qu'il est prudent de réserver.

Pronostic comparatif. — L'examen comparatif des tumeurs de l'antre maxillaire permet d'établir quelques données d'une importance très grande au point de vue clinique. Ainsi les tumeurs fibreuses, fibro-cartilagineuses, sont des affections locales qu'on fait disparaître par une opération chirurgicale. Les tumeurs hétérologues, au contraire, diffèrent de celles-ci par une circonstance radicale, leur tendance constante à la reproduction après un temps plus ou moins éloigné de l'opération.

Il serait curieux d'établir le degré comparatif de fréquence des différentes tumeurs de l'antre maxillaire, et de les comparer aux différentes périodes de la vie, mais la science ne possède pas aujourd'hui les éléments nécessaires pour ce travail.

CHAPITRE III.

TRAITEMENT.

Le traitement des tumeurs du sinus maxillaire consiste dans la destruction de ces masses morbides, soit par l'ablation, soit par la cautérisation au moyen des caustiques ou du cautère actuel. Ces opérations comprennent quatre méthodes :

L'arrachement;

L'excision ;

La cautérisation ;

L'ablation de l'organe siége du mal.

Mais ces méthodes ne sont pas employées exclusivement; elles se combinent, au contraire, entre elles. L'arrachement et la cautérisation, l'excision et la cautérisation, marchent presque toujours ensemble et ne sauraient être employées à l'exclusion l'une de l'autre.

La méthode de l'excision et de la cautérisation n'est pas une opération récente; mais, appliquée aux maladies du sinus maxillaire, elle ne remonte pas au delà d'Acoluthus (1696) et de Ruysch. Ruysch, en effet, cite, dans ses *Observations de chirurgie*, l'histoire d'un polype du sinus maxillaire qui fut cautérisé avec le fer rouge. Acoluthus rapporte aussi l'observation d'une tumeur considérable contre laquelle l'extirpation et la cautérisation ont été employées. Ce chirurgien circonscrivit la tumeur par deux incisions curvilignes, l'une du côté de la bouche, et l'autre sur le côté externe de la mâchoire supérieure, et, après avoir emporté une partie du mal, il cautérisa profondément avec le fer rouge. Voilà deux méthodes combinées entre elles, se servant de complément l'une à l'autre : l'excision pour emporter le mal, et la cautérisation pour arrêter l'hémorrhagie et pour détruire ce qui peut rester de la production morbide.

Quelquefois, enfin, les trois méthodes, excision, arrachement et cautérisation, se combinent entre elles. Mais, pour employer l'une ou l'autre de ces méthodes dans le traitement des maladies du sinus maxillaire, il faut la faire précéder d'une opération préparatoire propre à mettre à découvert le siége du mal. Ce moyen consiste dans l'agrandissement des ouvertures à travers lesquelles passent les végétations morbides, et quelquefois, la maladie n'ayant pas ouvert la cavité du sinus, dans la rupture des parois, rupture indispensable pour aller attaquer à son origine le mal qu'on veut détruire.

La quatrième méthode, l'ablation ou la résection de la mâchoire supérieure, exige aussi, dans beaucoup de cas, l'emploi de la cautérisation, qui devient ainsi son complément.

Ces préliminaires étant posés, nous devons nous occuper maintenant d'indiquer les cas dans lesquels l'art doit intervenir, et le genre d'opération qu'on doit employer.

Les tumeurs de la première catégorie, celles formées de tissus analogues aux tissus normaux, doivent être opérées.

Mais une question se présente avant l'opération, c'est celle de savoir si la maladie est ou non renfermée dans le sinus, enveloppée par ses parois comme dans un kyste, ou bien si le sinus et l'os maxillaire sont confondus avec la tumeur en totalité ou en partie. Dans le premier cas, le sinus doit être ouvert par sa face externe, en réséquant, si le volume de la tumeur l'exige, une partie de l'os. On enlève ensuite par arrachement ou par excision, le produit morbide, et, comme complément de l'opération, on touche le point d'implantation avec un caustique solide. Dans le second cas, si la tumeur occupe le sinus et une partie de la mâchoire, comme dans l'observation de Büttner, on réséquera seulement la portion correspondante à l'implantation du mal.

Si la totalité de la tumeur envahit la mâchoire,

comme dans l'observation de M. Hancock et Trenery (1), on pratiquera l'ablation de cet os.

Enfin, nous posons en principe que, dans les tumeurs de cette catégorie, on doit enlever le mal en conservant le plus possible de l'os maxillaire.

Ces données s'appliquent-elles également aux opérations applicables aux tumeurs de la deuxième catégorie? Nous devons ici partir de la même distinction que déjà nous avons faite pour les tumeurs de la première : La tumeur est-elle renfermée dans le sinus, ou bien envahit-elle une partie de la mâchoire? Dans le premier cas, s'il est bien démontré que la production morbide est logée dans l'antre maxillaire, qu'elle n'a pas dépassé ses limites, alors on doit suivre la pratique de Desault (2), conseillée par Sabatier, et renouvelée depuis par Blandin : ouvrir largement le sinus, ou même emporter la partie correspondante de l'arcade dentaire, et détruire ensuite les productions morbides à l'aide du fer rouge. Weinhold (3) propose d'entrer dans la cavité du sinus en enlevant l'arcade dentaire; par ce procédé, cette cavité se trouve ouverte par sa partie inférieure. C'est la pratique suivie par Acoluthus (4) et par Desault dans un cas de polype du sinus maxillaire qui avait détruit une partie de la voûte palatine.

L'opération à l'aide de laquelle on ouvre le sinus par sa paroi externe, pour aller ensuite attaquer la produc-

(1) *Loc. cit.*

(2) *Journ. de chir. méd. op.*, t. III.

(3) *Die Krankheiten der arbeiter phosphorsundholzfabriken*, Erlg., 1847.

(4) *Eph. curieux de la nat.*, déc. 3, ob. 57; 1796, p. 140, Halle, 1818.

tion qui y est contenue, présente quelque chose de simple et de séduisant ; mais les chirurgiens qui l'ont vu pratiquer souvent la rejettent.

Lisars (1) affirme que dans le grand nombre de cas dont il a été témoin, la maladie avait toujours récidivé, et il ajoute que, dans les cas de ce genre, à moins d'enlever le maxillaire supérieur tout entier, il faut s'abstenir d'intervenir. Il décrit, du reste, tous les temps de cette opération d'extirpation totale de l'os, opération qu'il n'avait pas pratiquée encore, lorsqu'un an après, M. Gensoul (2), sans avoir connaissance du travail de Lisars, a institué et appliqué pour la première fois à l'homme malade une des plus belles opérations de la chirurgie.

Lorsque la tumeur occupe à la fois le sinus et la mâchoire, l'ablation complète de cet organe est la seule opération qu'on doive conseiller ; elle est justifiée par la nécessité où se trouve le chirurgien d'emporter toutes les limites du mal, et, en même temps par la difficulté d'apprécier exactement ses limites.

Je ne mentionnerai que pour la rejeter comme insuffisante la pratique conseillée par Weinhold (3) et Hedenus qui voudraient qu'on déterminât l'inflammation et la suppuration de la tumeur à l'aide d'un séton, dont l'ouverture d'introduction correspondrait à la partie supérieure de la joue, et qui traverserait la tumeur en sortant par la voûte palatine.

(1) *Anatomicas plates*, éd. 1826, f. 2, p. 9.

(2) *Loc. cit.*

(3) *Ideen über die obnormen metamorphosen der styghmorshole*, Leipsig, 1810.

Contre-indications. — Dans le traitement des tumeurs du sinus maxillaire, il est des cas dans lesquels le chirurgien doit agir et d'autres cas dans lesquels il est prudent de s'abstenir. Lorsque les tumeurs sont de petit volume et surtout lorsque la constitution du malade n'est pas altérée, l'art doit intervenir, et dans ce cas, il peut arrêter le mal pendant quelque temps et prolonger la vie des malades.

Si la tumeur est volumineuse, sans que la constitution du malade soit encore altérée; si la cachexie cancéreuse n'est pas développée, le chirurgien doit encore intervenir et par deux raisons: d'abord, parce qu'il peut arrêter pour quelque temps la marche d'une maladie qui a une grande tendance à progresser, ensuite, parce qu'il peut avoir affaire à une tumeur fibro-plastique dont la malignité, dans le cas où elle serait maligne, serait toujours moindre que celle des tumeurs encéphaloïdes. Lorsqu'enfin la tumeur du sinus est volumineuse, qu'elle envoie des prolongements en tout sens, que la constitution du malade est altérée, l'intervention de l'art ne ferait que compliquer un état déjà trop grave.

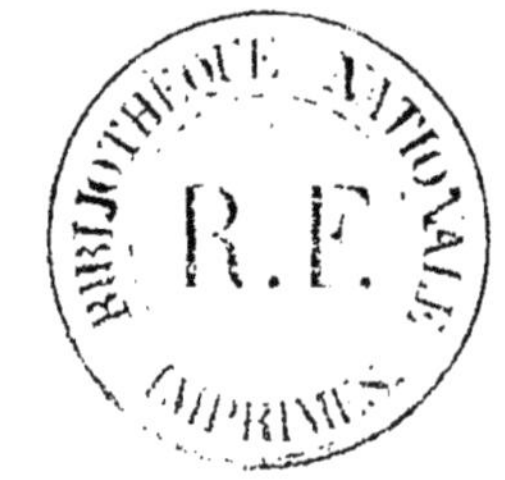

FIN.

ERRATA :

—

Page 34, note (2), au lieu de : *Microscopical catalogue;* lisez : *Descriptive and illustrated catalogue of Histological series*, vol. I.

Page 36, note (8) : au lieu de : 1851 ; lisez : 1848.

Page 52, note (3), lisez : *Die Krankheiten der gesichts knochen und ihrer schleimhäute*, etc. Halle, 1818.

Page 53, note (1), au lieu de : *Anatomicas;* — lisez : *Anatomical.*

Id. (3), au lieu de : *Stygmhorshole;* lisez : *Hygmhorshöle.*

www.ingramcontent.com/pod-product-compliance
Ingram Content Group UK Ltd.
Pitfield, Milton Keynes, MK11 3LW, UK
UKHW020433230726
13925UKWH00004B/1716